N.º 86.

LA MESMÉRIADE,

O U

LE TRIOMPHE

D U

MAGNÉTISME ANIMAL,

POEME EN TROIS CHANTS,

DÉDIÉ A LA LUNE.

» Il fixe son malade, & puis vous l'exorcise,
» Décrit un cercle en l'air, & produit une crise.
CHANT II.

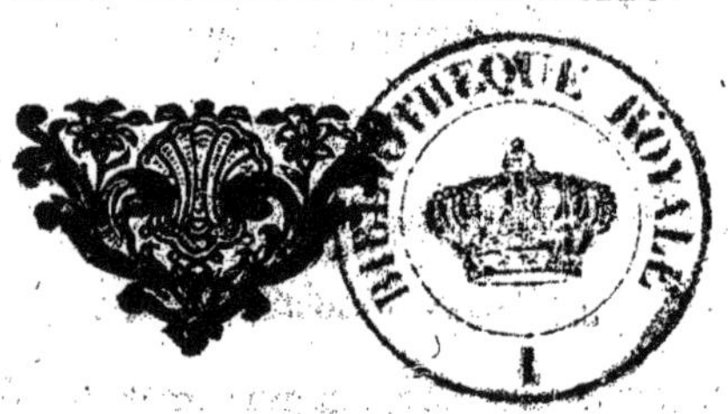

A GENÈVE,

Et se trouve A PARIS,

Chez COUTURIER, Imprimeur-Libraire,
Quai des Augustins, près l'Eglise.

M. DCC. LXXXIV.

A
LA LUNE.

$\mathcal{D}$ÉDIER un Ouvrage au Monde Lunaire, est un projet plus sage qu'on ne sauroit l'imaginer; c'est une région très-en état de juger d'un Poëme comme celui-ci. De plus, mon Héros étant en grande vénération dans ce pays là, je crois que j'ai raison d'y porter mon hommage. Puissent les Lunatiques qui veulent bien errer sur notre

misérable Planette, faire passer dans leur
Patrié mes épiques vœux, en assurant pour
moi leurs Compatriotes que je suis,

avec vénération,

De tous les Habitans de la Lune,

Le très-humble Serviteur,
D*****.

CHANT PREMIER.

Silence à Pétersbourg, & qu'on se taise à Rome;
Peuples, écoutez-moi, je vais peindre un grand
       homme;
Ma muse va chanter un étonnant docteur
Qui n'est pas d'Hypocrate un obscur sectateur.
Maîtrisant la santé comme la maladie,
Sa main donne par-tout une nouvelle vie.
Rien ne résiste au tact de son doigt magical,
Et la mort, grace à lui, ne fait plus bacanal.

O vous qui reposez dans les demeures sombres,
Vous de qui les docteurs divinisent les ombres,
Vous dont les longs traités français, grecs ou latins
Ont pu pour quelque temps servir aux médecins,
Sortez de vos tombeaux, osez venir répondre
Au sublime Mesmer (1) tout prêt à vous confondre!
Venez, vous le verrez, la baguette à la main,
Frappant de tout côté, mais sans frapper en vain;
Vous verrez sous ses pas naître une apoplexie
Qu'il guérira soudain par la même magie;

---

(1) M. Mesmer assure que tous les médecins sont ses
très-humbles serviteurs, ou ne sont rien.

A

Vous verrez tous les maux renaissans tour-à-tour,
Sous ses doigts prendre vie, & mourir en un
jour (1).

Mais quoi ! vous le craignez ; votre timide cendre
Laisse Mesmer en paix & n'ose se défendre !...
« Qu'il lise, dites-vous, tous nos savants traités,
» Alors tous les Mesmers qui s'en sont écartés,
» Rougiront de leur honte & de leur ignorance !
» Voilà du charlatan la digne récompense ».

Ainsi vous croyez donc, en portant cet arrêt,
Arrêter d'un héros le triomphe tout prêt.
Vous vous êtes trompés : de Mesmer la lecture
Ne se porta jamais sur antique écriture.
Ce savant, quoique maître ou docteur médecin (2),
Se fit un art à lui, mais qui ne tient à rien ;
Il méprisa toujours vos écrits difficiles ;
Et quoique vous passiez pour des gens fort habiles,
Il ne daigna jamais s'en faire un magasin,
Et sa tête n'est pas celle d'un médecin.
D'aphorismes nouveaux sa cervelle est remplie ;

------

(1) Le magnétisme produit des effets singuliers sur certaines personnes ; mais on peut assurer que la peur y entre pour quelque chose.

(2) M. Mesmer est docteur de Vienne en Autriche. La route qu'il s'est frayée en médecine, en l'arrachant de son pays, lui a fourni l'occasion d'éclairer la France médicale.

Le talent, selon lui, n'est que pure folie;
Et des meilleurs auteurs les meilleures raisons
Ne sont bonnes, dit-il, qu'aux petites maisons.

Vous voilà confondus, médicaux personnages;
Il ne nous reste plus qu'à brûler vos ouvrages;
Votre regne se meurt, & monsieur Galien,
Ainsi que son Mentor, tous deux ne sont plus rien;
Boërrave n'est plus; Sydenham est en cendre;
Haler babille en vain, on ne veut plus l'entendre;
Desauvages est un sot qui court chez l'épicier,
Et qu'on n'achete plus qu'en payant le papier.

Toi (1) qui depuis long-temps d'Epidaure a les
    vœux,
Toi qu'un peuple grossier a placé dans les cieux,
Quitte ce noble rang qu'un sot vulgaire adore:
Lorsque Mesmer paroît, oses-tu bien encore
Laisser fumer l'encens au pied de tes autels!
Non, tu ne seras plus au rang des immortels.
Déjà je vois l'auteur de vertu magnétique,
Armer sa docte main d'une verge magique,
Et sans, comme on l'eût cru, faire un trop grand
    effort,
Renverser Esculape, & lui donner la mort.

O triomphe d'un art sublime & fait pour plaire!
Ta naissance, Mesmer, étoit bien nécessaire:

---

(1) Esculape, dieu de la médecine.

Sans toi, sans ton esprit, sans ton docte baquet,
La médecine encor se vendroit en paquet ;
Le malade, sans toi, pour racheter sa vie,
Seroit encor forcé d'appeller la chymie,
Et de boire à longs traits ces dégoûtants extraits
Que le temps inventa pour mieux lancer ses traits :
Mais à quoi bon parler de ces apothicaires !
Leurs drogues, grace au ciel, ne font plus né-
      cessaires.
Nous n'aurons plus besoin de faire ces repas
Où l'on peut rencontrer la mort à tous les pas (1) :
Le magnétisme seul dès ce jour va suffire,
Et du plus grand des maux Mesmer ne fait que rire.

Non content de guérir les pauvres animaux,
Il prête encor la main aux foibles végétaux ;
Il magnétise un arbre, & la seve expirante
Reprend bientôt vigueur sous sa main bienfaisante.
Mesmer fait plus encor, car son doigt créateur
D'un arbre, quel qu'il soit, peut nous faire un
      docteur
Aussi savant que lui, dont la saine influence
Peut guérir un malade à certaine distance (2).

____

(1) Plus de remedes insipides, plus de coupes rebutantes
& empoisonnées. Le P. Her.... de la découverte du magn.
anim. p. 9. Vol. 3. n°. 21.

(2) Le D. Mes. a magnétisé un arbre sur les grands
boulevards, pour guérir tous les passans ; mais ses miracles
ne sont pas venus jusqu'à nous.

Ce n'eſt pas là le tout ; il n'eſt point d'élément
Qui ne cede à l'attrait du meſmérique aimant :
L'air, malgré lui, devient un puiſſant magnétique ;
Le feu ſe voit forcé de guérir un étique ;
L'eau fait, ſans le ſavoir, paſſer toute douleur,
Et la terre à ſon tour n'a pas moins de valeur.
La nature à Meſmer offre un laboratoire.
Tout ſert, quand il le veut, à publier ſa gloire :
Il eſt d'intelligence avec le firmament ;
C'eſt des aſtres qu'il tient ce précieux aimant,
Ce grand tréſor qui fait nos plus cheres délices,
Mais qui coûte à Meſmer tant de grands ſacrifices,
Puiſqu'il a bien voulu, ſervant l'humanité,
Divulguer ſon ſecret comme par charité (1) ;
Il taxe cent louis par chaque proſélyte :
Eh ! que peut-on donner pour ſomme ſi petite ?
Un Meſmer n'eſt pas cher, & quiconque attendroit,
Sans doute à moindre prix bientôt le trouveroit.
L'humanité s'en mêle, & par ſon influence,
L'or n'eſt qu'un acceſſoire en cette circonſtance.

Pour célébrer Meſmer, paſſons dans l'attelier,
Et pour mieux le juger, voyons-le travailler.

----

(1) Chaque éleve donne cent louis, & on lui apprend
cette ſublime ſcience dans quatorze leçons : c'eſt encore un
effet du magnétiſme.

CHANT II.

Des rives de la feine au fond de la mer noire,
J'entens mugir au loin la trompe de la gloire ;
La renommée en fue, & le nom des Mefmers
De l'un à l'autre pôle éclate dans les airs.

Quittez, quittez vos lits, vous qu'une maladie
Va bientôt dérober aux douceurs de la vie ;
Pour venir à Paris, faites votre paquet.
Là vous y trouverez le célebre baquet,
Le baquet qui contient cette liqueur fubtile,
Cet agent que Mefmer, d'une main fort habile,
En fecond Prométhée, arrache au créateur (1),
Et qu'il fait manier en célefte docteur.

Mais déja de douleurs les routes font couvertes ;
On voit de toute part des malades alertes
Traîner chez mon héros leurs fanglots & leurs cris.
Pour éviter la mort, tout fe rend à Paris.
D'un côté vient un char plein de paralytiques ;
De l'autre vient un fiacre écrafé d'hydropiques ;

_____

(1) C'eft ainfi que s'exprime l'enthoufiafme mefmérien ;
mais je ferois tenté de croire qu'il dérobe plus à la créature
qu'au créateur.

ii A

Tantôt c'eſt un oiſif attaqué de vapeurs,
La fille d'un marquis qui n'a pas ſes couleurs,
Un moine qui ne peut lire ſon bréviaire,
Ou qui ſent qu'à la table il ne peut plus rien faire ;
Tantôt c'eſt la moitié d'un ennuyeux baron
Qui ne peut, ſans pâmer, reſter dans ſa maiſon ;
C'eſt un caroſſe plein de têtes à vertiges
Qui viennent de Meſmer reſſentir les prodiges ;
C'eſt un borgne qui veut réparer ſon défaut,
Ou bien c'eſt un boiteux qui voudroit faire un ſaut :
De tous les maux enfin c'eſt un bel aſſemblage.
Mais mon héros paroît..... amis, faites courage.

L'heure ſonne, & la porte eſt ouverte au malheur :
Le magnétiſme accourt, bientôt plus de douleur.
Le ſublime Meſmer, de magique tournure,
Qui, pour faire ſes tours, porte ſa chevelure (1),
Offre à tous les ſouffrants une main de pitié.
A l'entour du baquet un chacun eſt lié.
Là l'aveugle eſt aſſis, le nez toujours en l'air,
Promenant ſur ſes yeux un grand crochet de fer ;
Le ſourd porte l'acier juſques dans ſon oreille ;
Le boiteux ſur ſon pied ſent qu'il ſait à merveille ;
L'hypocondre bientôt voit ſa bile mourir ;
Le gouteux réjoui ſent ſes douleurs périr ;

-----

(1) On aſſure que, pour magnétiſer, il faut avoir ſes
cheveux ; que la perruque eſt un antimagnétique ; & cela
par la même raiſon qu'un numéro rêvé gagne toujours à la
loterie.

Le ventre conſtipé fait un grand tintamarre,
Et trouve ſon ſalut dans la magique barre ;
La tête vaporeuſe a des convulſions ;
De très-grandes ſueurs & des contractions ;
Le fol, de ce baquet en gobant l'influence,
Reſſent bientôt l'effet de pareille ſcience ;
Et les cordes & fers qu'il a deſſous les yeux,
Tout eſt divin pour lui dans ces auguſtes lieux.

Mais tandis qu'un chacun harnaché d'un cordage,
Reſpire du baquet le céleſte breuvage,
Le ſublime Meſmer apporte d'un côté
La baguette de fer qui donne la ſanté ;
Il fixe ſon malade, & puis vous l'exorciſe,
Décrit un cercle en l'air, & produit une criſe :
Ainſi ce grand ſorcier fait le tour du baquet,
Pour que chaque malade emporte ſon paquet.
Souvent de ſon doigt ſeul la vertu magnétique
Suffit pour ranimer le froid paralytique,
Qui, s'il n'eſt pas guéri du premier coup de main,
Comme ſes compagnons revient le lendemain,
Quelques mois, s'il le faut ; car ce ſavant ouvrage
Doit exiger du temps & même du courage.

Cependant ce baquet devenant général,
Ne peut, hélas ! guérir d'un certain petit mal....
Il ne peut ſe paſſer que dans le tête à tête ;
Le magnétiſme alors de l'amour fait la fête,
C'eſt-là que mon héros charmant, magnétiſant,

Sous un verrou fermé diffipe un feu naiffant ;
Il fait trouver l'endroit pour fixer la cruelle ;
Jamais fon heureux doigt ne trouve une rebelle.

O douces pamoifons ! ô langoureux foupirs (1)
Alors le faint baquet fert de trône aux plaifirs.
Tombez, charmants objets, fous la main magné-
          tique ;
Allez, n'écoutez pas une fotte critique ;
Venez, ne craignez rien, mon héros eft difcret ;
Il ne conte jamais ce qu'il fait au baquet (2).
De fa bonté pour vous la preuve eft évidente.
On le voit en ce jour, en ame bienfaifante,
Prendre des écoliers pour fuffire en tous lieux ;
Et plus on a de doigts, plus on fait des heureux.

     Triomphe du talent, ô comble de la gloire !
Je vois ton nom s'infcrire au temple de mémoire.
Grand Mefmer, en ce jour, la main de la beauté
Te place fur l'autel du dieu de la fanté.
Efculape n'eft plus, & fon temple eft en cendre :
Monte fur fon autel, tu ne peux t'en défendre,

---

(1) C'eft un des effets qui ne contribuent pas le moins
à mettre le magnétifme en vogue, & le tout par les loix de
l'attraction.

(2) Cela ne fe découvre qu'en cas d'accident ; cependant,
comme il eft déjà arrivé quelque fâcheux quiproquo dans
ces tête à tête, les meres & les maris commencent à s'en
défier.

Et s'il s'offre quelqu'un qui foit ton ennemi,
Dirige fans pitié ton aimant contre lui;
Même en magnétifant fais tomber tout en ruine,
Pour t'affurer le nom du dieu de médecine.

CHANT III.

GARE, gare, messieurs, qu'on s'ôte du chemin!
Je vais le grand galop, mon Pégase est en train.
Ma haine & ma fureur volent sur la critique
Qui déchire en ce jour la vertu magnétique.

Quoi! tandis que Mesmer, ce pere de bonté,
Promet à tout venant la vie & la santé,
L'on osera par-tout, sans respect & sans frein,
En grossiers médisans, dire qu'il ne fait rien;
On verra des graveurs l'abominable engeance
Sous un âne habillé peindre sa ressemblance.
Au plus haut des degrés cet outrage est porté:
C'est sous un sot habit montrer la nudité.
Des auteurs oseront, égayant leur satyre,
Prendre un tel médecin pour un sujet de rire,
Et sur un acte ou deux étendant mon docteur,
Même jusqu'à la foire amuser l'auditeur.
O de l'art théatral trop funeste avantage!
Quoi! faire d'un héros un plaisant personnage!
Aux yeux de tout Paris le pantaloniser!....

Ah! si Mesmer vouloit tous vous magnétiser!
S'il vouloit contre vous se servir de ses armes,

Ne répandroit-il pas de fanglantes alarmes ?
Vous fentiriez bientôt de bons points de côté
Qui vous reprocheroient de l'avoir infulté ;
Vous verriez fur vos corps pleuvoir l'hydropifie ;
Les graveurs tomberoient dans la paralyfie ;
Leurs fatyriques traits, leurs méchantes couleurs,
Tout, jufques au burin, mourroit dans les douleurs.

Mais un homme bien né connoît peu la ven-
    geance ;
Tranquille, il s'applaudit de toute fa prudence,
Et fait que *du talent tel eft le trifte fort,*
D'être perfécuté même jufqu'à la mort.

Oui, fublime Mefmer, laiffe parler l'envie ;
Laiffe armer contre toi la trifte jaloufie ;
Du mépris des favants ne prends aucun chagrin :
Tu n'es pas, tu le fais, le premier pélerin
Qu'on chaffe d'un pays pour quelque tour d'adreffe.
Eft-ce un crime après tout que d'aimer la richeffe ?
Et l'or que prend quelqu'un, lorfqu'il eft infulté,
Même aux yeux de la loi, n'eft-il pas acheté ?

Ainfi dès à préfent ne mets ta confiance
Que dans ton coffre fort ; c'eft-là ton affurance.
Laiffe les médecins te montrer tous au doigt :
Dans Paris, comme ailleurs, le plus fin fait la loi.
Qu'on dife que le fouffre a dans fon phlogiftique
Des refforts pour lancer la vertu magnétique.

Qu'on cherche à la trouver dans l'électricité,
Daus le phosphore ou bien dans le fer aimanté,
Que t'importe, Mesmer, un effort inutile?
Pour trouver ton secret il faudroit être habile :
Tu le tiens renfermé dans la tête des gens,
Et les vapeurs des foux sont tes premiers agens.

C'est bien assez parler des violents outrages
Que te font chaque jour de nouveaux personnages :
Parlons en ce moment, parlons de tes amis,
Ramassons le laurier qui t'écrase à Paris (1);
Célébrons ces auteurs de qui l'épistolaire
Pour toi, pour ton honneur se pend chez un libraire,
Ces savans qui dans toi voyent un créateur,
Un ami des mortels & leur restaurateur,
Un ennemi juré de tous les botanistes (2),
Ainsi que le bourreau de messieurs les droguistes,
Un fameux médecin qui dans l'anatomie
Ne voit qu'un plat métier de faiseur de mômie,
Un homme enfin qui sait, sans les grecs & latins,
Plus de choses lui seul que tous les médecins.
Je crois pour te venger que cela doit suffire.
Ton éloge est tout fait, on ne peut plus rien dire.

____

(1) Ce médecin fait tant de bruit à Paris, qu'il a fait
tomber le Jeannot.

(2) M. Mesmer trouve la botanique dégoûtante : l'étude
des plantes lui rappelle toujours l'idée de la gale..... Ce
font les paroles d'un de ses prôneurs.

Tourne comme voudra ta gloire & ton succès ;
Tes amis, grand Mesmer ont jugé le procès.

Ainsi daigne t'asseoir, malgré ta modestie,
Sur l'autel que t'éleve une secte choisie,
Un cercle délicat de cerveaux aimantés,
Dont les fumans esprits sont vraiment enchantés.
D'Esculape étouffé prends le titre & la gloire :
L'univers médical te cede la victoire :
Tu n'as plus d'ennemis, ton triomphe est complet ;
Fais tourner ton acier, agrandis ton baquet :
Pour soutenir long-temps ta sublime science,
Aux malades toujours fais luire l'espérance ;
Sans écouter leurs cris, magnétise leur or :
Que ne feroit-on pas, pour avoir un trésor ?
Vends, survends ton secret ; il est de la prudence (1)
De faire argent de tout dans telle circonstance ;
Ainsi, par ta sagesse, à l'abri du destin,
Tu te verras du moins un riche médecin (2)

Mais ma muse s'enfuit, & mon transport lyrique
Ressent en ce moment la vertu magnétique ;

____

(1) Si le magnétisme étoit vrai, je crois au contraire qu'il
seroit très-imprudent de le mettre dans la main de tout le
monde.

(2) L'or est un excellent vulnéraire. S'il arrive que celui
qui l'a recueilli, ne passe pas à la postérité avec tous les
honneurs qui suivent ordinairement la mémoire des grands
hommes, il en est très-amplement dédommagé par les prieres
de ses héritiers.

Mon Pégafe peut-être eft entré trop avant :
Hélas ! il eft atteint du mefmérique aimant ;
Il s'arrête.... il pâlit.... & je vois fa paupiere
A fon œil tout en pleurs dérober la lumiere....

Exemple du pouvoir de tout forcier fur nous :
On ne peut parler d'eux fans tomber fous leurs
    coups.

F I N.